Tuning for your body – Tuning für deinen Körper!

Wie Sie mit dem Lebens und Ernährungsplan des Schöpfers ein optimales Gesundheits- und Gewichts-management sowie das Glück der Welt finden.

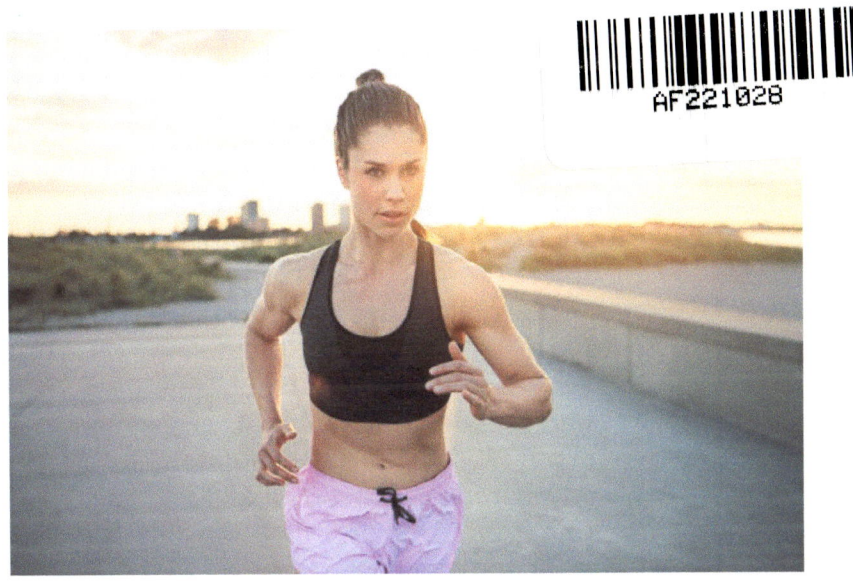

Genesis 1/29

Und Gott sprach: Siehe, ich habe euch alles Samen-tragende Gewächs gegeben, das auf der ganzen Erdoberfläche wächst, auch alle Bäume, an denen samentragende Früchte sind.
Sie sollen euch zur Nahrung dienen.

1

Hypokrates

Eure Nahrung sei eure Medizin!

Lob des Apfels

Eines musst du dir gut merken,
wenn du schwach bist – Äpfel stärken!
Äpfel sind die beste Speise
für zu Hause, für die Reise,
für die Alten, für die Kinder,
für den Sommer, für den Winter,
für den Morgen, für den Abend,
Äpfel essen ist stets labend!
Äpfel glätten deine Stirn,
bringen Phosphor ins Gehirn.
Äpfel geben Kraft und Mut
und erneuern dir dein Blut.
Auch vom Most, sofern dich dürstet,
wirst du fröhlich, wirst du lustig.
Darum Freund, so lass dir raten:
Esse frisch, gekocht, gebraten,
täglich ihrer fünf bis zehn.
Wirst nicht dick, doch jung und schön
und kriegst Nerven wie ein Strick.
Mensch, im Apfel liegt dein Glück!

Ein besonderes Vorwort zur zweiten Auflage:

Dieses Buch ist einzigartig! Schon in der Erstauflage war es absolut perfekt, doch der von mir erwartete Strom an Begeisterung blieb aus, und ich fragte meine Nein Sager warum?!
Die Antwort war für mich unlogisch, denn es waren Antworten wie:

- Du bist weder Professor Doktor Hampelmann, noch hast du ein Blatt Papier an der Wand hängen auf dem Ernährungsberater steht.

Meine Antwort auf diese durchaus berechtigte Kritik:

- Das Wort Ernährungsberater steht in Relation zu abnehmen, wie das Wort Elektriker zu Glühbirne wechseln.
- Ein Ernährungsberater unterstützt Schulmediziner bei Allergien, Lebensmittelunverträglichkeiten, Spezialkost für Herzkranke ...
- Aber da mir meine Kunden am Herzen liegen wurde ich extra für euch Ernährungsberater bei **Juice Plus**, da die das absolut aller Beste sind, was es auf dem Weltmarkt gibt. Sehen Sie selbst.
- https://xn--elssser50207-icb.juiceplus.com/de/de
- Wer auch immer mehr gesundheitliche Probleme hat als einfach nur ein bisschen Übergewicht, kann sich vertrauensvoll auch in weiteren Belangen an mich wenden.

3

Ein weiterer Kritkpunkt war der folgende:

- Das Buch ist zu dünn, da kann nichts gescheites drinn stehen.

Meine Antwort:

- Gerade der geringe Umfang macht dieses reine Praxisbuch so einzigartig! Schlage dieses Buch blind auf irgendeiner Seite auf und Tippe mit dem Finger irgendwo hin und du findest einen sofort in die Praxis umzusetzenden Satz.
- Jetzt ist dieses Buch wesentlich dicker als in der Erstauflage, doch ich habe den ursprünglichen Gedanken noch auf die Spitze getrieben und sage:
- „Das Einzige was du von diesem Buch lesen MUSST um dein Ziel schlank und fit zu werden zu erreichen ist das letzte Kapitel – Kapitel 7 – die Abkürzung!

Inhaltsverzeichnis

Einleitung:

„Hallo! Wie geht es dir?" So beginnen viele Gespräche zwischendurch und was antworten Sie auf diese Frage? Sie haben dieses Buch gekauft, weil Sie bei dieser Frage gerne ausweichen, voller Wehmut von ihren Gebrechen berichten oder weil Sie generell unzufrieden sind mit ihrem Leben. Die Frage ist – wie ändere ich das?

• Wie verliere ich mein Übergewicht ohne Jojo Effekt?
• Wie heile ich diverse Gebrechen, ohne gleich zum Arzt rennen zu müssen?
• Wie erhalte ich mehr Energie und verliere meine Trägheit?
• Wie werde ich ein glücklicher Mensch, der mit Körper, Geist und Seele im Einklang ist?

Die Antworten auf all diese Fragen und noch vieles mehr finden Sie in dem Vorliegenden Buch.
Dieses Buch wird ihnen helfen, Schritt für Schritt ihren Essgewohnheiten auf den Grund zu gehen. Sie werden angenehm überrascht sein, wie einfach es ist, sich aufs wesentliche zu beschränken. Wie Sie Schritt für Schritt Ballast loswerden können und wie Sie unterscheiden können, was ihnen gut tut und was nicht. Dieses Buch stellt die Verbindung zwischen den aktuell neuesten wissenschaftlichen Erkenntnissen und ihrer praktischen Umsetzung her. Jeder von ihnen kann sein Gewicht in den Griff bekommen.
Wie ein Puzzle baut dieses Buch die eigene Wahrneh-

mung und die Schritte zur Veränderung auf. Es ist immer wieder faszinierend, wie einfach es in Wirklichkeit ist.
Wenden Sie die in diesem Buch beschriebenen Prinzipien auf ihre Ernährung an und Sie werden staunen, wie klar, sicher und einfach ihr Weg durch das Schlaraffenland ist.
Machen Sie gleich heute den ersten Schritt – es lohnt sich für Sie.
Mit den besten Wünschen für die Zukunft ihr

Stefan Elsässer

Kapitel 1
Die Macht des Denkens!

Im Anfang war das Wort und das Wort war bei Gott und Gott war das Wort …
Mit diesen ersten Worten des Johannesevangeliums möchte ich das erste und wichtigste Kapitel des gesamten Buches einleiten, denn alles beginnt im Kopf mit unserem ständigen Denken. Daraus entsteht dann der Glaube oder auch die Überzeugung und hieraus entstehen alle Tatsachen.
Die Autosuggestion ist unser Bindeglied zwischen Bewusstsein und Unterbewusstsein und hilft uns bei unserem Vorsatz gesund zu genießen und uns mehr zu bewegen, auch das Kilogramm genaue Wunschgewicht können Sie sich mit Hilfe der Autosuggestion tatsächlich einprogrammieren.
Sie glauben nicht an Autosuggestion? Macht nichts. Ein sehr guter Freund von mir glaubte auch nicht daran, bis er von mir ein Coaching erhielt und es tun musste. Er berichtete mir Jahre später:

„Als du mir deine Ernährungsregeln vorgestellt hasst, dachte ich das ich das nie schaffen würde und als du mir dann auch noch sagtest, ich soll mich jeden Tag vor den Spiegel stellen, wie ein Idiot von einem Ohr zum andern grinsen und dann auch noch 15 – 20 mal dumme Sprüche klopfen und das über 30 Tage hinweg dachte ich erst ich müsste dich in die Klapse stecken. Nachdem

8

ich dich bezahlt habe und tatsächlich damit angefangen habe dachte ich mir, dass ich selbst in die Klapse gehöre aber als ich tatsächlich meine 40Kg Übergewicht, meinen Bluthochdruck und meine Knie und Rückenschmerzen los wurde musste ich offen zugeben – GENIAL!"

Und tatsächlich ist es genau so einfach! Alles beginnt im Kopf. Wenn etwas schwer erscheint sagt der Kopf: Nein Danke! Aber wenn etwas leicht ist dann haben weder Bewusstsein noch Unterbewusstsein, weder Linke noch rechte Gehirnhälfte etwas dagegen einzuwenden und alles funktioniert leicht und mühelos.

Stellen Sie sich die nächsten 30 Tage Morgens und oder Abends vor den Spiegel, lächeln Sie sich liebevoll an, sehen Sie sich tief in die Augen und dann sagen Sie mit ruhiger und fester Stimme 10 mal hintereinander:
„Ich bin motiviert und begeistert! Ich bin fit, sportlich und gesund! Ich liebe mich! Ich bin einzigartig! Ich habe meine Wunschfigur und wiege ... Kilogramm!"

Wenn Sie das 30 Tage lang machen sind ihnen folgende Dinge garantiert:

- ✔ Sie werden am Ball bleiben,
- ✔ Sie werden mit Spaß abnehmen und Sport treiben,
- ✔ sie werden sich wieder selbst lieben können und ihr Selbstbewusstsein steigt ins unermessliche.

9

Als kleinen Zusatztipp möchte ich noch anfügen: Kaufen Sie sich eine Hose oder ein Kleid wo Sie reinpassen wollen, stellen Sie sich täglich bildlich vor wie gut Sie in diesem perfekt passenden Kleidungsstück aussehen. Gedanken erzeugen Gefühle und Gefühle erzeugen Tatsachen. Und jetzt wünsche ich ihnen viel Spaß beim genießen des zweiten Kapitels.

10

Kapitel 2
Genieße dich schlank!

Zuerst eine gute Nachricht:
Es gibt keine Verbote sondern nur Gebote!
Sich gesund und ausgewogen zu ernähren ist eigentlich kinderleicht. Wählen Sie aus der Fülle der Lebensmittel und ihr Körper wird mit allen Vitaminen, Mineralstoffen und Spurenelementen, sowie Kohlehydraten und Eiweiß versorgt, die er braucht um optimal zu funktionieren und sich wohl zu fühlen.
Dabei bleibt der Genuss nicht auf der Strecke, weil sie ganz nach ihren Vorlieben auswählen können und – ganz wichtig – auch gelegentlich mit gutem Gewissen Fastfood oder Süßigkeiten in Maßen genießen dürfen.
Eine optimale Orientierung für die Auswahl der richtigen Lebensmittel bietet ihnen die Lebensmittelpyramide:

1. Wasser und ungesüßter Früchte oder Kräutertee mindestens 2 Liter und maximal 5 Liter
2. Obst, Gemüse und Salat in unbegrenzter Menge
3. Alle Vollkornprodukte
4. Fleisch, Wurst, Fisch, Eier
5. Fette und Öle
6. Süßes, Alkohol

11

Folgende Tabelle hat sich in der Praxis schon immer bewährt:

1. 100% des Tagesbedarfs kann mit Wasser, Tee, Salat, Gemüse und Obst abgedeckt werden.
2. 80% des Tagesbedarfs kann mit Gemüse, Salat und Obst abgedeckt werden + 20% Vollkornprodukte.
3. 70% des Tagesbedarfs kann mit Gemüse, Salat und Obst abgedeckt werden + 20% Vollkornprodukte + 10% Fleisch, Wurst, Fisch, Eier, Milchprodukte.
4. 60% des Tagesbedarfs kann mit Gemüse, Salat und Obst abgedeckt werden + 20% Vollkornprodukte + 10% Fleisch, Wurst, Fisch, Eier, Milchprodukte + 7% Fette und Öle + 3% Süßes.

Die ersten zwei Tabellen dienen zum Abnehmen und die anderen zwei zum Gewicht halten!
So einfach ist das. Sollten Sie dennoch denken es geht nicht ohne Diätmittel weil Sie es noch nie geschaft haben sich an diese Tabelle zu halten kann ich ihnen nur wärmstens die Produkte von **Juice Plus Complete** empfehlen.
https://xn--elssser50207-icb.juiceplus.com/de/de/products/complete-by-juice-plus
Auf der folgenden Seite erfahren Sie wie sie bewusst Einkaufen ohne den geringsten Verlust an Lebensqualität, Genuss oder Geschmack!

Shoppingkurs für mehr Genuss!

Fett ist ein Geschmacksträger, der den ganzen Körper mit wichtigen Fettsäuren versorgt und es ist Träger von fettlöslichen Vitaminen. Die beste Quelle hierfür sind pflanzliche Öle.
Allerdings kann sich ein Zuviel an Fett auf der Waage bemerkbar machen und liegt meistens schwer im Magen. Mit der nachstehenden Austauschtabelle können Sie ihre Lebensmittel Fett Bewusst wählen und bleiben so fit, schlank und gesund.

Fett – Austauschtabelle:
(entnommen aus einem Flyer der KKH)

- Apfeltasche – 20g Fett
  Hefe Apfelkuchen – 3g Fett
- Butterkekse – 21g Fett
  Löffelbisquits – 7g Fett
- Croissant – 34g Fett
  Milchbrötchen – 8g Fett
- Donauwelle – 19g Fett
  Käsekuchen – 6g Fett
- Müsliriegel – 19g Fett
  Knäckebrot – 2g Fett
- Nuss Nougat Creme – 30g Fett
  Marmelade – 0g Fett
- Sahnetorte – 23g Fett
  Obsttorte – 8g Fett

13

- Schokolade – 32g Fett
  Schokoladenpudding – 3g Fett
- Tiramisu – 22g Fett
  Milchreis – 5g Fett
- Vanilleeis – 11g Fett
  Fruchtsorbet – 1g Fett
- Cheesburger – 13g Fett
  Falaffel Tasche – 4g Fett
- Hot Dog – 16g Fett
  Lamacun – 6g Fett
- Pommes mit Curry Wurst – 21g Fett
  Döner – 5g Fett
- Sahnesoße – 14g Fett
  Tomatensoße – 6g Fett
- Salamipizza – 12g Fett
  Wrap mit Hänchen – 6g Fett
- Cordon bleu – 13g Fett
  Putenbrust – 1g Fett
- Knackwurst – 24g Fett
  Frikadelle – 16g Fett
- Mett – 20g Fett
  Tatar – 3g Fett
- Mortadella – 25g Fett
  Geflügel Mortadella – 10g Fett
- Salami – 36g Fett
  Schinken – 8g Fett
- Butter – 83g Fett
  Halbfett Butter – 40g Fett
- Butterkäse 60% - 35g Fett

14

Butterkäse 30% - 15g Fett
- Kuhmilch 3,5% - 4g Fett

Kuhmilch 1,5% - 2g Fett
- Speisequark 40% - 11g Fett

Magerquark Spuren von Fett
- Bratkartoffeln – 7g Fett

Pellkartoffeln – Spuren von Fett
- Pommes Frittes – ab 15g Fett

Kartoffelpüree – 3g Fett

Tauschen Sie aus was ihnen gefällt!
Genießen Sie was Sie wollen!

Kapitel 3
Eine ganz einfache Kur!

Woche 1: Wasser, Wasser, Wasser, Wasser!

Wasser ist Leben und deshalb sollte es auch als Lebensmittel angesehen werden. Der Körper besteht zu 80% aus Wasser und deshalb sollte die erste Woche ihrer Kur auch zu 100% mindestens jedoch zu 80% aus Wasser und zu 20% aus wasserhaltigem Obst und Gemüse bestehen. Sehen Sie die erste Woche als Heil fasten an, bei dem der ganze Körper entschlackt wird. Nutzen Sie in dieser ersten Woche das Wasser als Nahrungsmittel um ihren Hunger zu stillen. Wenn Sie hart arbeiten müssen dann gönnen Sie sich eine Woche Urlaub um diese erste Woche auch zu überstehen. Gehen Sie spazieren und atmen Sie tief durch, um den Stoffwechsel anzuregen und die Entschlackung voran zu treiben. Sobald sich bei ihnen ein Hungergefühl einstellt ertränken Sie es mit Wasser.

Woche 2: Rohe Trennkost!

Essen Sie sich so richtig satt! Trinken Sie ihre 2 bis 4 Liter Wasser am Tag und Essen Sie in dieser Woche unbegrenzt viel Obst und Gemüse nach der folgenden Regel: Immer nur eins! Essen Sie in einer Mahlzeit Trauben, in einer anderen Mahlzeit Karotten, in einer weiteren Mahlzeit Bananen ... ganz nach belieben und in

16

unbegrenzter Menge.

Woche 3: Vollkornprodukte!

Trinken Sie ihre 2 bis 4 Liter Wasser am Tag und Essen Sie in dieser Woche unbegrenzt viel Obst und Gemüse, nach der obigen Regel allerdings fügen Sie ihrer Auswahl jetzt auch Vollkornprodukte hinzu z.B. Müsli zum Frühstück, Vollkornbrot zwischendurch …

Woche 4: Braten mit Wasser!

Wir kommen so langsam zum Endspurt denn jetzt kochen und braten wir mit Wasser statt mit Fett! Ja! Sie haben richtig gelesen mit Wasser braten! Als ich es das erste mal versucht habe war ich total begeistert von der Tatsache, dass ich kein Fett mehr benötige um irgend ein Stück Fleisch zu braten. Ja! Sie haben erneut richtig gelesen, wir ergänzen unseren Speiseplan um etwas Fleisch und zwar vom Geflügel und oder Rind und genießen Sie auch Reis und Soße dazu. Die größte Portion auf ihrem Teller sollte natürlich Gemüse ihrer Wahl sein und zum Nachtisch Obst ihrer Wahl.

17

Kapitel 4
Fatburnerfood – der Turbo zum Erfolg!

Das Timing ist hier entscheidend und auch die Auswahl, denn verschiedene Früchte und Gemüsesorten haben gleich mehrere Fatburner vereint, während andere nur eine einzige Brennhilfe besitzen. Aus diesem Grund habe ich ihnen eine Liste zusammengestellt mit den besten Fatburnern überhaupt. Doch zunächst die Tischmanieren – oder – wann sollte ich was essen:

1. Ein gesundes und ausgewogenes Frühstück zum Beispiel mit Vollkornbrot oder mit Müsli, Joghurt und Obst
2. Um den Stoffwechsel anzuheizen braucht der Körper bei der Zwischenmahlzeit etwas Nahrung, zum Beispiel eine Banane oder einen Joghurt. Wer wirklich keine fünf Minuten Zeit zum Essen findet, trinkt einfach ein Glas Milch oder ist eine Hand voll Nüsse (gibt es auch fertig geschält aus der Tüte)
3. Ein gesundes Mittagessen ist zum Beispiel der Genuss eines knackigen Salates mit Vollkornbrot und saftigem Schinken, Wasserhaltiges Gemüse wie Tomaten oder Obst, dazu Mineralwasser oder herrlich duftenden Kräutertee uvm.
4. Nachmittags gibt es was leckeres zum Naschen! Ein Vollkornkeks oder eine leichte Fruchtcreme – einfach das Obst ihrer Wahl ganz klein schneiden

oder auch Mixen und mit Joghurt oder Quark genießen. Eventuell ein Smoothy.
5. Am Abend ist Eiweiß der Hit! Fleisch und Fisch, Eiweißhaltige Hülsenfrüchte wie Linsen, Kidney-bohnen, Erbsen und vieles mehr, sowie neutrales Gemüse oder Salat
6. Wann immer Sie zwischen diesen Zeiten Hunger bekommen, stillen Sie diesen mit Rohkost – ganz gleich welcher Art – ob lieber Obst oder roh genießbares Gemüse wie Paprika, Karotte, To-mate ... Hauptsache der Magen hat etwas zu ar-beiten.

Wieder richtig Essen lernen:

1. Konzentrieren Sie sich beim Essen auf das Essen und vermeiden Sie Ablenkungen – sitzen Sie Aufrecht und lümmeln Sie sich nicht herum, sehen Sie beim Essen kein Fern und lesen Sie keine Zeitung
2. Nehmen Sie sich die Zeit im Sitzen zu essen, wenn Steh und Lauf Imbiss machen ist ihr Stoff-wechsel im Stress
3. Schlingen Sie ihr Essen nicht hinunter wie ein Hund sondern genießen Sie es in Ruhe. Wer seine Mahlzeiten in Ruhe genießt merkt viel schneller wenn er satt ist. So wird der Körper davor bewahrt, zu viel Nahrung zu sich zu nehmen
4. Wer gründlich kaut wird schneller satt und nimmt Magen und Darm viel Arbeit ab, was einem Völ-

legefühl entgegen wirkt.

5. Gewöhnen Sie sich an die Arabische Manier den Teller nicht leer zu essen, denn das ist eine Beleidigung für den Arabischen Koch und eine Hilfe für ihre Figur – wenn Sie satt sind, dann sind Sie satt!

6. Essen Sie nur dann, wenn Sie wirklich Hunger haben und nicht, weil es gerade Zeit ist zum Abendessen

7. Genießen Sie nur Nahrungsmittel, die Sie wirklich mögen und essen Sie nicht Dinge die ihnen nicht schmecken – das ist keine Einbildung sondern die Entscheidung ihres Körpers, das abgelehnte nicht anzunehmen.

Das richtige Trinkverhalten:

1. Herrlich duftender Kräuter oder Früchtetee weckt die Lebensgeister, während Kaffee zwar aufputscht aber dafür die Fettverbrennung hemmt.

2. Wenn möglich jede Stunde ein Glas Mineralwasser trinken, um die Schadstoffe aus dem Körper zu spülen

3. Trinken Sie erst zwei Liter Wasser oder mehr – wenn Sie das geschafft haben, können Sie ohne Folgen Limo und Co genießen

Kommen wir nun also zu unseren Powerfoods für ihre Fettverbrennung!
Das war natürlich nur Spaß mit der Auflistung, denn

20

grundsätzlich jedes Obst und jedes Gemüse ist aufgrund seiner Reinheit ein Fatburner, weshalb die vegetarische und vegane Rohkosternährung auch die effektivste Ernährungsform der Welt ist, denn das ist zoologisch gesprochen Artgerechte Haltung, pflanzliche Nahrung in roher Form war von unserem Schöpfer ursprünglich vorgesehen – siehe **Genesis 1/29.**
Doch die folgenden Tipps sind Hilfreich um ihre Verbrennung zu pushen:

1. Decken Sie ihren Eiweißbedarf nicht nur aus tierischen sondern auch aus pflanzlichen Eiweißen, zu viel tierisches Eiweiß schadet den Nieren!
2. Um ihre Adrenalinproduktion so richtig in Schwung zu bringen, sollten Sie sich täglich mindestens 20 bis 30 Minuten sportlich betätigen, selbst wenn Sie nur zügig spazieren gehen!
3. Ananas ist nur ein Fatburner wegen seinem Enzym Bromelain, was die Eiweißzellen aufspaltet. Dieses Enzym wird durch Konservierung zerstört, also brauchen Sie zum Abnehmen immer frische Ananas.
4. Wenn Sie Apfelessig verwenden, dann nehmen Sie die naturtrübe Variante, weil Sie mehr von den schlankmachenden Vitalstoffen haben als der Klare Variante.
5. Artischocken sind eine Delikatesse und eine echte Wunderwaffe, weshalb es auch so viele Abnehmprodukte auf Artischockenbasis gibt. Wenn Sie mit dem Lebensmittel als ganzes abnehmen wollen,

21

müssen Sie täglich eine Artischocke genießen!

6. Wer sich Ballaststoffreich ernährt muss unbedingt viel trinken, da Ballaststoffe die Darmtätigkeit schwer beeinträchtigen können.

7. In Kresse ist besonders viel Chrom enthalten. Nutzen Sie Kresse zur Verfeinerung ihrer Salate, nach dem Kochen auf ihrem Fleisch oder einfach auf das Brot!

8. Die Portionen an Fleisch, Fisch oder Geflügel sollten pro Person nicht größer als 80 Gramm sein, sonst kann der Organismus das darin enthaltene Eiweiß nicht richtig verarbeiten!

9. Genießen Sie Papaya!, Kiwi oder Ananas, das sind die ultimativen Fatburner in der Obstwelt!

10. Je frischer und roher ihr Obst und Gemüse verzehrt wird um so stärker ist die Fatburner Wirkung!

Ich wünsche ihnen einen gesegneten Appetit und zur Verdauung noch eine Runde Sport.

Kapitel 5
Es lebe der Sport!

Viele Menschen sagen „Sport ist Mord!" aber in Wahrheit ist das genaue Gegenteil der Fall. Sport und Spiel in jeder Art und Intensität macht Spaß und ist kinderleicht, auch für Sie! Wichtig ist nur, das Sie richtig anfangen und sich nicht irre machen lassen von irgendwelchen Gurus die alles sinnlos verkomplizieren müssen, denn wie bereits erwähnt – es ist kinderleicht und macht einen Wahnsinns Spaß!

Machen Wir jetzt sofort unsere aller erste Übung:

Tanz deinen eigenen Tanz! Dreh deine wildeste Lieblingsmusik auf und bewege dich im Rhythmus der Musik! Du kannst nichts falsch machen, denn alles was du machst ist richtig! Es ist mir egal wie es aussieht und wenn ein anderer ein Problem damit hat dann ist das sein Problem und nicht deines, denn alles was du machst ist richtig! Es gibt bei deinem Tanz keine Verbote, sondern nur ein einziges Gebot – Die Knie gehen gen Himmel! Stell dir vor du bist in der Kneippanlage und watest durch das Wasser oder du besteigst eine lange Treppe hebe einfach die Knie nach oben im Rhythmus deiner Musik und wenn du dir albern vorkommst dann lache einfach über dich selbst denn lachen ist gesund und alles was du machst ist richtig! Du kannst so viele Lieder tanzen wie du willst und Zeit hast, mindestens

23

jedoch ein Lied!
Wie fühlst du dich jetzt? Lachst du noch oder lebst du schon? Das Leben ist tanzbar und du bestimmst selbst wie du dich fühlen willst!

Was ist gerade passiert?

Durch den Spaß hast du Glückshormone ausgeschüttet und die haben dafür gesorgt, dass du die Anstrengung als sehr positiv empfunden hast. Das gleiche Prinzip lässt sich auch auf alles andere anwenden. Solange du lachen oder wenigstens lächeln kannst machst du deine sportliche Übung richtig! Sobald es weh tut oder du auch nur einen verbissenen Gesichtsausdruck bekommst, solltest du einen Gang runter schalten, aber niemals aufhören zu üben.
Beginne langsam und wenn es leicht wird erhöhe die Distanz, die Wiederholung, die Geschwindigkeit oder was auch immer du gerade übst.

Wir beginnen mit den fünf Tibetern:

Als Anschauungsunterricht habe ich das ganze nochmal in einem tollen YouTube Video im Kundenbereich:

https://www.stefan-elsaesser.de/tuning-for-my-body/kundenbereich/

Für Sie dargestellt zum einfach nachmachen.

1. Tibeter - Der Kreisel

Übung:
Beginnen Sie sich langsam im Uhrzeigersinn um die eigene Achse zu drehen.
Tun Sie dies in Ihrer eigenen Geschwindigkeit, sodass Sie sich jederzeit stabil und sicher fühlen.
Dies ist (wie bei allen Übungen) natürlich abhängig von Ihrem Lebensalter und Ihrem Trainingszustand.
Es ist völlig in Ordnung am Anfang auch nur eine Drehung auszuführen. Drehen Sie maximal so lange bis Sie einen ganz leichten "Schwindel" spüren.

Ausgleichsübung:
Falten Sie die Hände vor der Brust und atmen Sie langsam ein und aus, während Sie zur Ruhe kommen.

2. Tibeter – Die Kerze

Ausgangsposition:
Rückenlage. Nähern Sie als erstes die Halswirbelsäule dem Boden an. Halten Sie Kopf und Nacken in dieser Position und nähern Sie jetzt den unteren Rücken dem Boden an. Idealerweise hat Ihr unterer Rücken Kontakt zur Boden.

Endposition:
Beine und Kopf gleichzeitig anheben. Beine möglichst gestreckt halten. Die Füße bleiben angewinkelt. Der untere Rücken bleibt auf der ganzen Länge am Boden.

Ausgleichsübung:
Wieder in Rückenlage. Nähern Sie als erstes die Halswirbelsäule dem Boden an. Halten Sie Kopf und Nacken in dieser Position und nähern Sie jetzt den unteren Rücken dem Boden an. Idealerweise hat Ihr unterer Rücken Kontakt zum Boden.

3. Tibeter - Der Halbmond

Ausgangsposition:
Im Kniestand. Zehen aufstellen.

Endposition:
Legen Sie die Hände in den Gesäßbereich.
Den Kopf nach hinten beugen, aber nur so weit, wie es angenehm ist. Gleichzeitig die Wirbelsäule nach hinten beugen.

Ausgleichsübung:
Dies ist die Stellung zur Entspannung, der sogenannte "Päckchensitz" oder auch das zusammengerollte Blatt.

4. Tibeter - Die Brücke

Ausgangsstellung:
Aufrecht auf dem Boden sitzen. Die Hände neben dem Gesäß.

Endposition:
Nun das Gesäß Richtung Füße schieben, bis es sich

26

vom Boden abhebt. Weiter schieben, bis sich eine Brücke bildet. Den Kopf wieder in den Nacken legen, aber nur soweit, wie es angenehm ist.

Ausgleichsübung:
Zum Ausgleichen der Spannung diese Stellung für einige Sekunden einnehmen. Lassen Sie die Hände links und rechts vom Körper liegen und versuchen Sie sich so weit wie möglich mit der Halswirbelsäule, Brustwirbelsäule und der Lendenwirbelsäule "einzurollen".

5. Tibeter - Der Berg

Ausgangsposition:
Flach auf dem Bauch liegen. Zehen aufstellen. Hände in Schulterhöhe flach auf den Boden legen und sich in eine Liegestütze hochstemmen.
Dann aus der Liegestützstellung den Bauch durchhängen lassen.

Endposition:
Stellen Sie die Füße wieder auf die Zehenspitzen. Ziehen Sie das Gesäß nach oben und versuchen Sie die Wirbelsäule zu begradigen. Versuchen Sie die Knie gestreckt zu halten. Der Kopf befindet sich zwischen den Armen. Fortgeschrittene bringen die Fersen zum Boden und achten auf die Kniestreckung.

Ausgleichsübung rechts:
Legen Sie sich bequem auf den Bauch. Winkeln Sie den

rechten Arm und das rechte Bein an. Bleiben Sie einige Sekunden in dieser Position. Danach wechseln Sie die Seite.

Ausgleichsübung links:

Wechseln Sie die Seite und legen Sie sich wieder bequem auf den Bauch. Winkeln Sie den linken Arm und das linke Bein an. Bleiben Sie einige Sekunden in dieser Position.

Die Entspannungs-Stellungen der einzelnen Tibeter-Übungen sind wichtig zum Ausgleich.
Sie kennen das: Yin - Yang, Anspannung - Entspannung.
Viel Erfolg beim Üben!

Je nach Alter, und Gesundheitszustand sollten Sie unbedingt langsam anfangen und die erste Woche jede Übung täglich 3 mal wiederholen und von Woche zu Woche um jeweils zwei Wiederholungen erhöhen, bis Sie ohne große Mühe 21 Wiederholungen schaffen.

Außerdem sollten wir mit dem Laufen beginnen!
Genau wie bei den fünf Tibetern fangen wir erst langsam an und steigern uns von Woche zu Woche und von Monat zu Monat ganz gemütlich und mit viel Spaß zur absoluten Topform!

www.stefan-elsaesser.de

Wichtige Regeln für stark übergewichtige, vollkommen untrainierte oder alte Menschen:

1. Wir beginnen mit einem ganz normalen Spaziergang! Suchen Sie sich eine schöne Strecke, die bei ihrem Spaziergang ca. 60 Minuten in Anspruch nimmt, damit die Strecke letzten Endes eine Laufleistung von 30 Minuten erlaubt, dann erweitern Sie ihre Strecke!
2. Machen Sie lieber viele kleine Schritte als wenig große, da kleine Schritte weniger anstrengen als große Schritte!
3. Atmen ist Leben! Ihre Laufleistung ist optimal, wenn Sie ohne Probleme atmen können. Kommen Sie aus der Puste laufen Sie langsamer, aber bleiben Sie niemals stehen (Außer bei Herz Kreislauf Problemen)
4. Der einzige Mensch dem Sie etwas beweisen müssen sind Sie selbst und deshalb müssen Sie niemandem hinterher rennen! Laufen Sie ihren eigenen Lauf, genau, wie Sie oben ihren eigenen Tanz getanzt haben
5. Lassen Sie sich vor dem Start von ihrem Sportmediziner oder ihrer Krankenkasse durch checken, diese können Sie nicht nur vor Überanstrengung schützen, sondern auch wertvolle Tipps für ihr persönliches Training geben.

Für alle, für die dieser Trainingsplan zu kompliziert er-

29

www.stefan-elsaesser.de

scheint, habe ich noch einen stark vereinfachten in Kapitel 7 und etwas ganz besonderes von Tilmann Lichdi im

www.stefan-elsaesser.de/tuning-for-my-body/kundenbereich/

Let´s go:
Trainingsplan Schritt 1

In acht Wochen bauen Lauf-Anfänger zunächst eine solide Ausdauer-Basis auf.

Es gibt nur Geh- bzw. Walking-Einheiten, die sich von 15 Minuten auf eine Stunde steigern.

• Trainingszeitraum: im Durchschnitt 8 Wochen. Falls Sie einen BMI über 35 haben, über 60 Jahre alt sind oder einfach langsamer beginnen möchten, machen Sie einzelne Trainingswochen doppelt und gehen Sie entsprechend mehr Wochen.

• Erste Trainingseinheit: 15 Minuten

• Ziel: 60 Minuten

• Für wen ist der Plan? Dieser Plan richtet sich an Lauf-Anfänger, die bisher noch keinen Sport getrieben haben. Es gibt nur Geh-Einheiten, die ersten Laufschritte stehen erst im nächsten Schritt auf dem Programm. Durch das Gehen legen LaufAnfänger die Fitness-Grundlage für das Laufen ohne Verletzungen – und geben Knochen, Muskeln und Sehnen genug Zeit, sich an die neue sportliche Belastung zu gewöhnen.

• Spielraum: Planen Sie für das Training immer ausreichend Zeit ein, auch zur Vorbereitung sowie anschließend zur Erholung und Belohnung. Sie sollten nie das Gefühl haben, sich abhetzen zu müssen. Falls Sie keine Zeit für die langen Einheiten haben, teilen Sie den längsten Durchgang in Morgen- und Abendtraining auf.

31

1. Woche

Montag
15 Minuten Gehen
Dienstag
25 Minuten Gehen
Mittwoch
Ruhetag oder 15 Minuten Gehen
Donnerstag
25 Minuten Gehen
Freitag
Ruhetag
Samstag
35 Minuten Gehen
Sonntag
Ruhetag

2. Woche

Montag
20 Minuten Gehen
Dienstag
30 Minuten Gehen
Mittwoch
Ruhetag oder 20 Minuten Gehen
Donnerstag
30 Minuten Gehen
Freitag
Ruhetag

Samstag
40 Minuten Gehen
Sonntag
Ruhetag

3. Woche

Montag
25 Minuten Gehen
Dienstag
35 Minuten Gehen
Mittwoch
Ruhetag oder 25 Minuten Gehen
Donnerstag
35 Minuten Gehen
Freitag
Ruhetag
Samstag
45 Minuten Gehen
Sonntag
Ruhetag

4. Woche

Montag
20 Minuten Gehen
Dienstag
30 Minuten Gehen
Mittwoch
Ruhetag

Donnerstag
30 Minuten Gehen
Freitag
Ruhetag
Samstag
40 Minuten Gehen
Sonntag
Ruhetag

5. Woche

Montag
25 Minuten Gehen
Dienstag
35 Minuten Gehen
Mittwoch
Ruhetag oder 25 Minuten Gehen
Donnerstag
35 Minuten Gehen
Freitag
Ruhetag
Samstag
45 Minuten Gehen
Sonntag
Ruhetag

6. Woche

Montag
30 Minuten Gehen

Dienstag
40 Minuten Gehen
Mittwoch
Ruhetag oder 30 Minuten Gehen
Donnerstag
40 Minuten Gehen
Freitag
Ruhetag
Samstag
50 Minuten Gehen
Sonntag
Ruhetag

7. Woche

Montag
30 Minuten Gehen
Dienstag
40 Minuten Gehen
Mittwoch
Ruhetag oder 30 Minuten Gehen
Donnerstag
40 Minuten Gehen
Freitag
Ruhetag

Samstag
55 Minuten Gehen
Sonntag
Ruhetag

35

8. Woche

Montag
30 Minuten Gehen
Dienstag
40 Minuten Gehen
Mittwoch
Ruhetag oder 30 Minuten Gehen
Donnerstag
40 Minuten Gehen
Freitag
Ruhetag
Samstag
60 Minuten Gehen
Sonntag
Ruhetag

Das richtige Tempo für Lauf-Anfänger

Die Rolle des Lauftempos wird von vielen Laufanfängern überschätzt:
Die meisten laufen viel zu schnell, weil sie fürchten, langsames Laufen würde nichts bringen. Viele Läufer, die neu in dem Sport sind und ihre ersten Laufschritte machen, sind sehr unsicher hinsichtlich des richtigen Lauftempos. Die meisten glauben, sie würden viel zu langsam laufen, dabei sind sie tatsächlich viel zu schnell unterwegs – oft so schnell, dass sie schon nach wenigen Hundert Metern stehen bleiben müssen, weil ihnen die Puste ausgeht. Und Spaß hat es ihnen auch nicht gemacht. Dabei entwickelt das Laufen all seine gesundheitlichen Effekte auch bei langsamstem Lauftempo. Muskeln, Herz und Lunge werden auch bei einer Laufgeschwindigkeit trainiert, die nicht schneller ist als zügiges Gehen. Langsam heißt richtig langsam Wie schnell sollen Lauf-Anfänger denn nun laufen? Die ersten Laufschritte sollten Sie in einem Tempo absolvieren, das nicht schneller ist als ein zügiges Gehtempo. Ganz gleich, was Sie von anderen Läufern hören:
Anfangs kommt es nicht auf das Tempo an, sondern ganz allein auf die Art der Bewegung: Was das Laufen selbst bei gleichem Tempo vom Gehen unterscheidet, ist der größere Energieumsatz (empfunden als Anstrengung). Denn beim Laufen heben Sie Schritt für Schritt Ihr gesamtes Körpergewicht vom Boden ab und fangen es wieder auf. Beim Gehen wird das Gewicht dagegen immer von einem Bein am Boden gestützt. Das ideale

Lauftempo für Lauf-Anfänger ist eins, bei dem Sie sich problemlos mit Mitläufern unterhalten können (oder könnten, wenn Sie allein laufen). Es sollte zwar nicht so langsam sein, dass Sie Opernarien schmettern könnten, aber es muss genügend Luft zum Reden bleiben. Laute Hecheltöne stoßen nur die aus, die entweder viel zu schnell unterwegs sind oder völlig falsch atmen. Langsam zu laufen ist klüger. Der wichtigste Grund für ein langsames Lauftempo:

Sie vermeiden dadurch, dass Sie sich überfordern, Ihren Körper übermäßig unter Stress setzen und den Spaß am Laufen sofort wieder verlieren. Doch das Beste: Die entscheidenden Auswirkungen des Laufens auf die Gesundheit, wie die Stärkung des Herz-Kreislauf-Systems, die Optimierung der Lungenfunktionen oder die Steigerung Ihrer Sauerstoffaufnahme-Kapazität, kommen auch bei langsamstem Lauftempo zum Tragen. Es geht nicht darum, wie schnell Sie laufen, sondern viel mehr darum, wie lange Sie durchhalten können. Es bringt nämlich viel mehr, 20 Minuten in moderater Bewegung das Herz zu beanspruchen, als es zwei Minuten lang zum Rasen zu bringen.

Anschaulich wird dies, wenn man sich die Summe der zusätzlichen Pulsschläge anschaut, die das Herz bei der jeweiligen Belastung leisten muss. Stellen Sie sich vor, Sie wählen ein Tempo, das so hoch ist, dass Sie es nur zwei Minuten lang durchhalten können. Dabei springt der Puls erfahrungsgemäß um 100 Prozent in die Höhe. Aus 80 Schlägen pro Minute werden so bei schnellem Rennen 160 Schläge, und das über zwei Minuten. Macht zusammen zweimal 80 zusätzliche Schläge pro Minute, also 160 Zusatzschläge insgesamt. Wenn Sie nun aber ein Tempo wählen, das so niedrig ist, dass Sie es zehn Minuten lang durchhalten können, steigt der Puls erfahrungsgemäß nur um etwa 50 Prozent, also auf 120 Schläge pro Minute. In der Summe kommen Sie dabei aber auf stolze 400 zusätzliche Herzschläge für die gesamte Laufzeit (10 Minuten mal 40 Zusatzschläge). Der Trainingseffekt ist also deutlich höher. Langsam schneller werden Wenn Sie regelmäßig laufen, kommen Sie irgendwann an den Punkt, an dem Sie nicht nur 10, sondern 20 und schließlich sogar 30 Minuten durchlaufen können – in langsamem Tempo, versteht sich. Das ist der Moment, in dem Sie sich selbst dazu beglückwünschen dürfen, dass Sie kein Einsteiger mehr sind. Ein tolles Gefühl! Die erste halbe Stunde ohne Pausen und ohne Hechelatmung ist ein Meilenstein in Ihrer Laufkarriere. Und es ist zugleich der Moment, um sich aufs Neue Gedanken über das Lauftempo zu machen. Aber diesmal müssen Sie sich nicht fragen, ob es auch langsam genug ist, sondern ob Sie es nicht ab und zu ein klein bisschen schneller angehen lassen können. Und wie schnell darf das Tempo jetzt sein? Ganz einfach: gerade so, dass Sie noch nicht außer Atem kommen, sich aber stärker gefordert und trotzdem wohlfühlen. Wer 30 Minuten am Stück langsam durchlaufen kann, hat auf jeden Fall schon genug Körpergefühl entwickelt, um zu spüren, wie stark er für kurze Zeiträume (jeweils ein bis maximal drei Minuten) das Tempo steigern darf. Und ab dann gilt für Ihr Lauftempo: Einfach mal ausprobieren!

39

Trainingsplan Schritt 2

In weiteren acht Wochen schaffen Sie eine Stunde Training, wovon Sie schon 40 Minuten laufen.

• Trainingszeitraum: im Durchschnitt 8 Wochen. Falls Sie das Gefühl haben, das Training steigert sich zu schnell, wiederholen Sie einige Wochen und bleiben Sie entsprechend länger in Schritt 2.

• Erste Trainingseinheit: 20 Minuten, davon 4 Minuten laufen

• Ziel: Eine Stunde Training, davon 40 Minuten Laufen

• Für wen ist der Plan? An diesen Trainingsplan können sich alle wagen, die den ersten Trainingsplan (Schritt 1) geschafft haben oder die generell schon sportlich sind und regelmäßig gehen oder zügig spazieren. In den ersten zwei Wochen des Plans werden Sie ungefähr 150 Minuten pro Woche trainieren, aufgeteilt auf fünf Einheiten. Dabei laufen Sie noch nicht, sondern gehen, fahren Rad oder trainieren auf dem Cross-Trainer.

• Spielraum: Der Plan ist Ihnen zu leicht? Dann trainieren Sie die vorgegebene Zeit, aber laufen Sie länger am Stück: erst 4 Minuten Laufen/2 Minuten Gehen, dann 6 Minuten/3 Minuten.

1. Woche

Montag
30 Minuten Gehen
Dienstag
45 Minuten Gehen
Mittwoch
Ruhetag oder 30 Minuten Gehen oder 40 Minuten
Cross-Trainer
Donnerstag
40 Minuten Gehen
Freitag
Ruhetag
Samstag
60 Minuten Gehen
Sonntag
Ruhetag oder 90 Minuten Radfahren

2. Woche

Montag
30 Minuten Gehen
Dienstag
45 Minuten Gehen
Mittwoch
Ruhetag oder 30 Minuten Gehen oder 40 Minuten
Cross-Trainer
Donnerstag
40 Minuten Gehen

Freitag
Ruhetag
Samstag
65 Minuten Gehen
Sonntag
Ruhetag oder 90 Minuten Radfahren

3. Woche

Montag 25 Minuten:
5 Min. Gehen; dann 15 Min. lang 1 Min. Laufen, 4 Min. Gehen im Wechsel; 5 Min. Gehen als Cool-down
Dienstag 35 Minuten:
5 Min. Gehen; dann 25 Min. lang 1 Min. Laufen, 4 Min. Gehen; 5 Min. Gehen als Cooldown
Mittwoch
Ruhetag oder 20 Minuten Gehen
Donnerstag 35 Minuten:
5 Min. Gehen; dann 25 Min. lang 1 Min. Laufen, 4 Min. Gehen; 5 Min. Gehen als Cooldown
Freitag
Ruhetag
Samstag 50 Minuten:
5 Min. Gehen; dann 40 Min. lang 1 Min. Laufen, 4 Min. Gehen; 5 Min. Gehen als Cooldown
Sonntag
Ruhetag

4. Woche

Montag 30 Minuten:
5 Min. Gehen; dann 20 Min. lang 2 Min. Laufen, 3 Min. Gehen im Wechsel; 5 Min. Gehen als Cool-down
Dienstag 35 Minuten:
5 Min. Gehen; dann 25 Min. lang 1 Min. Laufen, 4 Min. Gehen; 5 Min. Gehen als Cooldown
Mittwoch
Ruhetag oder 20 Minuten Gehen
Donnerstag 35 Minuten:
5 Min. Gehen; dann 25 Min. lang 1 Min. Laufen, 4 Min. Gehen; 5 Min. Gehen als Cooldown
Freitag
Ruhetag
Samstag 50 Minuten:
5 Min. Gehen; dann 40 Min. lang 2 Min. Laufen, 3 Min. Gehen; 5 Min. Gehen als Cooldown
Sonntag
Ruhetag

5. Woche

Montag 35 Minuten:
5 Min. Gehen; dann 25 Min. lang 3 Min. Laufen, 2 Min. Gehen im Wechsel; 5 Min. Gehen als Cool-down
Dienstag 35 Minuten:
5 Min. Gehen; dann 25 Min. lang 2 Min. Laufen, 3 Min. Gehen; 5 Min. Gehen als Cooldown

Mittwoch
Ruhetag oder 20 Minuten Gehen
Donnerstag 35 Minuten:
5 Min. Gehen; dann 25 Min. lang 2 Min. Laufen, 3 Min. Gehen; 5 Min. Gehen als Cooldown
Freitag
Ruhetag
Samstag 55 Minuten:
5 Min. Gehen; dann 45 Min. lang 3 Min. Laufen, 2 Min. Gehen; 5 Min. Gehen als Cooldown
Sonntag
Ruhetag

6. Woche

Montag 35 Minuten:
5 Min. Gehen; dann 25 Min. lang 4 Min. Laufen, 1 Min. Gehen im Wechsel; 5 Min. Gehen als Cool-down
Dienstag 35 Minuten:
5 Min. Gehen; dann 25 Min. lang 3 Min. Laufen, 2 Min. Gehen; 5 Min. Gehen als Cooldown
Mittwoch
Ruhetag oder 20 Minuten Gehen
Donnerstag 35 Minuten:
5 Min. Gehen; dann 25 Min. lang 3 Min. Laufen, 2 Min. Gehen; 5 Min. Gehen als Cooldown
Freitag
Ruhetag

Samstag 55 Minuten:
5 Min. Gehen; dann 45 Min. lang 3 Min. Laufen, 2 Min. Gehen; 5 Min. Gehen als Cooldown
Sonntag
Ruhetag

7. Woche

Montag 35 Minuten:
5 Min. Gehen; dann 25 Min. lang 4 Min. Laufen, 1 Min. Gehen im Wechsel; 5 Min. Gehen als Cool-down
Dienstag 35 Minuten:
5 Min. Gehen; dann 25 Min. lang 4 Min. Laufen, 1 Min. Gehen; 5 Min. Gehen als Cooldown
Mittwoch
Ruhetag oder 30 Minuten Gehen
Donnerstag 35 Minuten:
5 Min. Gehen; dann 25 Min. lang 3 Min. Laufen, 2 Min. Gehen; 5 Min. Gehen als Cooldown
Freitag
Ruhetag
Samstag 55 Minuten:
5 Min. Gehen; dann 45 Min. lang 4 Min. Laufen, 1 Min. Gehen; 5 Min. Gehen als Cooldown
Sonntag
Ruhetag

8. Woche

Montag 35 Minuten:
5 Min. Gehen; dann 25 Min. lang 4 Min. Laufen, 1 Min. Gehen im Wechsel; 5 Min. Gehen als Cool-down
Dienstag 35 Minuten:
5 Min. Gehen; dann 25 Min. lang 4 Min. Laufen, 1 Min. Gehen; 5 Min. Gehen als Cooldown
Mittwoch
Ruhetag oder 40 Minuten Gehen
Donnerstag 35 Minuten:
5 Min. Gehen; dann 25 Min. lang 3 Min. Laufen, 2 Min. Gehen; 5 Min. Gehen als Cooldown
Freitag
Ruhetag
Samstag 60 Minuten:
5 Min. Gehen; dann 50 Min. lang 4 Min. Laufen, 1 Min. Gehen; 5 Min. Gehen als Cooldown
Sonntag
Ruhetag

Trainingsplan Schritt 3

Im dritten Schritt Ihres Einstiegs ins Laufen werden die Laufphasen länger und die Gehpausen kürzer, bis Sie schließlich 5 km am Stück ohne Gehpausen laufen können.

•Trainingszeitraum: im Durchschnitt 8 Wochen. Je nach Fortschritten können Sie einzelne Wochen überspringen oder verdoppeln.

•Erste Trainingseinheit: 25 Minuten Laufen und Gehen im Wechsel

•Ziel: 5 km langsames Laufen ohne Gehpausen

•Für wen ist der Plan? Bevor Sie mit diesem Trainingsplan starten, sollten Sie mindestens sechs Wochen lang rund 150 Minuten pro Woche trainiert haben, und zwar Laufen und Gehen im Wechsel. Die Laufphasen sollten etwa doppelt so lang gewesen sein wie die Gehpausen.

•Spielraum: Fällt Ihnen das Training zu leicht? Dann überspringen Sie einfach eine Woche. Ist es zu fordernd? Wiederholen Sie einzelne Wochen.

1. Woche

Montag 25 Minuten:
3 Min. Gehen; dann 20 Min. im Wechsel je 3 Min. Laufen,
2 Min. Gehen; Cool-down: 2 Min. Gehen (3 km*)
Dienstag 40 Minuten:
5 Min. Gehen; dann 30 Min. lang 3 Min. Laufen, 2 Min.
Gehen; 5 Min. Gehen als Cooldown (5 km)
Mittwoch
Ruhetag oder 20 Min. Gehen
Donnerstag 40 Minuten:
5 Min. Gehen; dann 30 Min. lang 3 Min. Laufen, 2 Min.
Gehen im Wechsel; Cool-down: 5 Min. Gehen
Freitag
Ruhetag
Samstag 55 Minuten:
5 Min. Gehen; dann 45 Min. lang 3 Min. Laufen, 2 Min.
Gehen im Wechsel; Cool-down: 5 Min. Gehen (7 km)
Sonntag
Ruhetag

2. Woche

Montag 25 Minuten:
3 Min. Gehen; dann 20 Min. im Wechsel je 4 Min. Laufen,
1 Min. Gehen; Cool-down: 2 Min. Gehen (3,3 km)
Dienstag 40 Minuten:
5 Min. Gehen; dann 30 Min. lang 3 Min. Laufen, 2 Min.
Gehen; 5 Min. Gehen als Cooldown (5 km)

Mittwoch
Ruhetag oder 30 Min. Gehen
Donnerstag 40 Minuten:
5 Min. Gehen; dann 30 Min. lang 3 Min. Laufen, 2 Min.
Gehen im Wechsel; Cool-down: 5 Min. Gehen (5 km)
Freitag
Ruhetag
Samstag 55 Minuten:
4 Min. Gehen; dann 48 Min. lang 5 Min. Laufen, 1 Min.
Gehen im Wechsel; Cool-down: 3 Min. Gehen (7 km)
Sonntag
Ruhetag

3. Woche

Montag 30 Minuten:
4 Min. Gehen; dann 21 Min. im Wechsel je 6 Min. Laufen,
1 Min. Gehen; Cool-down: 5 Min. Gehen (4 km)
Dienstag 40 Minuten:
5 Min. Gehen; dann 30 Min. lang 4 Min. Laufen, 1 Min.
Gehen; 5 Min. Gehen als Cooldown (5,5 km)
Mittwoch
Ruhetag oder 30 Min. Gehen
Donnerstag 40 Minuten:
5 Min. Gehen; dann 30 Min. lang 3 Min. Laufen, 2 Min.
Gehen im Wechsel; Cool-down: 5 Min. Gehen (5 km)
Freitag
Ruhetag
Samstag 60 Minuten:
3 Min. Gehen; dann 54 Min. lang 8 Min. Laufen, 1 Min.

Gehen im Wechsel; Cool-down: 3 Min. Gehen (8 km)
Sonntag
Ruhetag

4. Woche

Montag 30 Minuten:
4 Min. Gehen; dann 21 Min. im Wechsel je 6 Min. Laufen,
1 Min. Gehen; Cool-down: 5 Min. Gehen (4 km)
Dienstag 40 Minuten:
5 Min. Gehen; dann 30 Min. lang 5 Min. Laufen, 1 Min.
Gehen; 5 Min. Gehen als Cooldown (5,8 km)
Mittwoch
Ruhetag oder 30 Min. Gehen
Donnerstag 40 Minuten:
5 Min. Gehen; dann 30 Min. lang 5 Min. Laufen, 1 Min.
Gehen im Wechsel; Cool-down: 5 Min. Gehen (5,8 km)
Freitag
Ruhetag
Samstag 65 Minuten:
5 Min. Gehen; dann 56 Min. lang 12 Min. Laufen, 2 Min.
Gehen im Wechsel; Cool-down: 4 Min. Gehen (9 km)
Sonntag
Ruhetag

5. Woche

Montag 35 Minuten:
4 Min. Gehen; dann 27 Min. im Wechsel je 8 Min. Laufen,
1 Min. Gehen; Cool-down: 4 Min. Gehen (4,8 km)

Dienstag 40 Minuten:
5 Min. Gehen; dann 30 Min. lang 5 Min. Laufen, 1 Min.
Gehen; 5 Min. Gehen als Cooldown (5,8 km)
Mittwoch
Ruhetag oder 30 Min. Gehen
Donnerstag 40 Minuten:
5 Min. Gehen; dann 30 Min. lang 5 Min. Laufen, 1 Min.
Gehen im Wechsel; Cool-down: 5 Min. Gehen (5,8 km)
Freitag
Ruhetag
Samstag 60 Minuten:
5 Min. Gehen; dann 51 Min. lang 15 Min. Laufen, 2 Min.
Gehen im Wechsel; Cool-down: 4 Min. Gehen (9 km)
Sonntag
Ruhetag

6. Woche

Montag 35 Minuten:
4 Min. Gehen; dann 27 Min. im Wechsel je 8 Min. Laufen,
1 Min. Gehen; Cool-down: 4 Min. Gehen (4,8 km)
Dienstag 40 Minuten:
4 Min. Gehen; dann 33 Min. lang 10 Min. Laufen, 1 Min.
Gehen; 3 Min. Gehen als Cooldown (6,5 km)
Mittwoch
Ruhetag oder 30 Min. Gehen
Donnerstag 40 Minuten:
5 Min. Gehen; dann 30 Min. lang 5 Min. Laufen, 1 Min.
Gehen im Wechsel; Cool-down: 5 Min. Gehen (5,8 km)
Freitag

51

Ruhetag
Samstag 60 Minuten:
10 Min. Gehen; dann 44 Min. lang 20 Min. Laufen, 2 Min. Gehen im Wechsel; Cool-down: 6 Min. Gehen (9 km)
Sonntag
Ruhetag

7. Woche

Montag 35 Minuten:
4 Min. Gehen; dann 27 Min. im Wechsel je 8 Min. Laufen, 1 Min. Gehen; Cool-down: 4 Min. Gehen (4,8 km)
Dienstag 40 Minuten:
4 Min. Gehen; dann 33 Min. lang 10 Min. Laufen, 1 Min. Gehen; 3 Min. Gehen als Cooldown (6,5 km)
Mittwoch
Ruhetag oder 30 Min. Gehen
Donnerstag 40 Minuten:
5 Min. Gehen; dann 30 Min. lang 5 Min. Laufen, 1 Min. Gehen im Wechsel; Cool-down: 5 Min. Gehen (5,8 km)
Freitag
Ruhetag
Samstag 50 Minuten:
10 Min. Gehen; dann 30 Min. lang Laufen; Cool-down: 10 Min. Gehen (7,5 km)
Sonntag
Ruhetag

8. Woche

Montag 35 Minuten:
4 Min. Gehen; dann 27 Min. im Wechsel je 8 Min. Laufen, 1 Min. Gehen; Cool-down: 4 Min. Gehen (4,8 km)

Dienstag 40 Minuten:
4 Min. Gehen; dann 33 Min. lang 10 Min. Laufen, 1 Min. Gehen; 3 Min. Gehen als Cooldown (6,5 km)

Mittwoch
Ruhetag oder 30 Min. Gehen

Donnerstag 40 Minuten:
5 Min. Gehen; dann 30 Min. lang 5 Min. Laufen, 1 Min. Gehen im Wechsel; Cool-down: 5 Min. Gehen (5,8 km)

Freitag
Ruhetag

Samstag
10 Min. Gehen; dann 5 km lang Laufen; Cool-down: 5 Min. Gehen (6,5 km)

Sonntag
Ruhetag

Trainingsplan Schritt 4

•Trainingszeitraum: im Durchschnitt 8 Wochen. Je nach Trainings-Fortschritt verdoppeln Sie einzelne Wochen oder überspringen sie.

•Erste Trainingseinheit: 1,5 Kilometer langsam Laufen

•Ziel: 10 Kilometer am Stück schaffen. Damit können Sie als Lauf-Anfänger schon an Ihren ersten 5- oder 10-Kilometer-Läufen teilnehmen

•Für wen ist der Plan? Voraussetzung für diesen Trainingsplan ist eine gewisse Ausdauer. Sie sollten vorher mindestens sechs Wochen lang etwa zweieinhalb Stunden pro Woche gelaufen sein, also etwa fünfmal 30 Minuten. Außerdem sollten Sie 5 Kilometer ohne Gehpausen schaffen.

•Spielraum: Wenn Sie sich unterfordert fühlen, überspringen Sie einfach mal eine Woche. Aber nichts überstürzen! Geht es Ihnen zu schnell, absolvieren Sie einige oder alle Wochen doppelt.

1. Woche

Montag
1,5 km Laufen*
Dienstag
3 km Laufen
Mittwoch
Ruhetag o. 1,5 km Laufen
Donnerstag
3 km Laufen
Freitag
Ruhetag
Samstag
5 km Laufen
Sonntag
Ruhetag

2. Woche

Montag
2 km Laufen
Dienstag
3 km Laufen
Mittwoch
Ruhetag o. 1,5 km Laufen
Donnerstag
3 km Laufen
Freitag
Ruhetag

Samstag
6 km Laufen
Sonntag
Ruhetag

3. Woche

Montag
3 km Laufen
Dienstag
4 km Laufen
Mittwoch
Ruhetag o. 1,5 km Laufen
Donnerstag
4 km Laufen
Freitag
Ruhetag
Samstag
7 km Laufen
Sonntag
Ruhetag

4. Woche

Montag
4 km Laufen
Dienstag
5 km Laufen
Mittwoch
Ruhetag o. 1,5 km Laufen

Donnerstag
4 km Laufen
Freitag
Ruhetag
Samstag
8 km Laufen
Sonntag
Ruhetag

5. Woche

Montag
5 km Laufen
Dienstag
4 km Laufen
Mittwoch
Ruhetag o. 1,5 km Laufen
Donnerstag
5 km Laufen
Freitag
Ruhetag
Samstag
9 km Laufen
Sonntag
Ruhetag

6. Woche

Montag
5 km Laufen

Dienstag
5 km Laufen
Mittwoch
Ruhetag o. 1,5 km Laufen
Donnerstag
5 km Laufen
Freitag
Ruhetag
Samstag
10 km Laufen
Sonntag
Ruhetag

7. Woche

Montag
5 km Laufen
Dienstag
7 km Laufen
Mittwoch
Ruhetag o. 1,5 km Laufen
Donnerstag
5 km Laufen
Freitag
Ruhetag
Samstag
8 km Laufen
Sonntag
Ruhetag

www.stefan-elsaesser.de

8. Woche

Montag
5 km Laufen
Dienstag
4 km Laufen
Mittwoch
Ruhetag o. 1,5 km Laufen
Donnerstag
4 km Laufen
Freitag
Ruhetag
Samstag
10 km Laufen
Sonntag
Ruhetag

Kapitel 6
Heilen mit Obst und Gemüse

„Eure Nahrung sei eure Medizin!"
sagte schon der berühmte Arzt Hypokrates.
Und wer es schaffen sollte die erforderliche Menge der nun vorgestellten Liste zu verzehren, ist auch bestens versorgt, doch glaubt mir, dass ist nicht ganz so leicht.

Der Bedarf an Vitaminen, Phytostoffen, Mineralien und vieles mehr ist in Zeiten von Tiefkühlkost, Fastfood, Dauerstress, Umweltbelastung, Vorreife Ernte und sehr vieles mehr kaum noch gedeckt.
Dies macht sich im allgemeinen Wohlbefinden, in einer schlechten gesundheitlichen Verfassung, Übergewicht, ja sogar in sehr schweren Krankheiten wie Krebs negativ bemerkbar.

Doch Gott sei Dank gibt es Gegenmaßnahmen wie Nahrungsmittel Ergänzungen. Wir sehen in unseren Supermärkten und Discountern aber auch natürlich in den Apotheken wie ganze Regale vollgepackt sind mit allem guten aus der Natur, doch meistens handelt es sich hierbei um isolierte Vitamine, welche zumeist sogar noch einzeln angeboten werden und nicht einmal im Verbund mit anderen Vitaminen wie die sogenannten Multi Vitamin Tabletten.
All das mag seine Berechtigung haben, doch wenn Sie Vitamine Isolieren haben Sie nicht mehr die gleiche

60

Macht wie vollreife Obst und Gemüse Gaben.
In Einzelfällen können isolierte Vitamine sogar aktiven schaden zufügen.
So werden Patienten bei Nachfrage vor der Gefahr einer Überdosis von Vitamin X oder Y gewarnt, doch dies gilt allein bei isolierten Vitaminen wie Sie im Supermarkt zu finden sind.

Erlauben Sie mir, ihnen einen besseren, gesünderen, günstigeren und Umweltfreundlicheren Gegenvorschlag zu machen, welcher Sie begeistern wird.

Ich schwöre aus eigener gesundheitlicher Erfahrung auf die wundervollen Produkte von **Juice Plus**
https://xn--elssser50207-icb.juiceplus.com/de/de

Bei **Juice Plus** wird das Vitamin nicht in einem sehr aufwendigen physikalischen und chemischen Verfahren aufgespalten und isoliert wie bei Nahrungsergänzungen aus dem Handel, sondern die gesamte Pflanze wird vollreif geerntet, sofort entsaftet und selbst das entsaftete Fruchtmark wird mitverarbeitet, somit die gesamte Pflanze samt Phytostoffen.
Ihnen dies im Detail zu erklären überschreitet sowohl den Umfang dieses Buches als auch meine Kompetenzen, doch Sie können sehr gerne bei Interesse **HIER** vorbeischauen und sich alles anschauen.
https://xn--elssser50207-icb.juiceplus.com/de/de
Doch nun zu den Pflanzen und deren Wirkung auf ihr Wohlbefinden und ihre Gesundheit.

61

Äpfel enthalten viel Vitamin C und Pektin und regulieren Darmträgheit.

Orangen enthalten viel Vitamin C und B Vitamine und kräftigen das Immunsystem.

Moosbeeren enthalten viel Flavonoide und Polyphenole. Sie entgiften und reinigen die Leber.

Moosbeeren enthalten außer der oben genannten auch viel Vitamin C und Pektin und fördern die Verdauung.

Acerolakirschen enthalten viel Vitamin C! Sie verbessern die Immunabwehr und erhöhen die Produktion von Antikörpern.

Pfirsiche enthalten viel Karotene, viel Niacin und viel Kalium und wirken entgiftend.

Ananas enthalten viel Bromelain und Vitamin C und fördern die Verdauung.

Papayas enthalten viel Papain und Provitamin A und kräftigen den Herzkreislauf.

Zwetschgen enthalten viel Kalium und B-Vitamine. Sie regulieren den Blutdruck und stärken das Nervensystem.

Datteln enthalten viel Vitamin c und B-Vitamine und wirken Darm reinigend.

Blaubeeren enthalten viel Flavonoide und Kalium und wirken entzündungshemmend.

Brombeeren enthalten viel Vitamin C, Vitamin E und Kalzium. Sie stärken die Knochen und die Abwehrkraft.

Heidelbeeren enthalten viel Polyphenole und wirken entzündungshemmend.

Himbeeren enthalten viel Vitamin C und Phenolsäure und senken den Blutzucker.

Holunderbeeren enthalten viel Vitamin C und Kalium und wirken blutreinigend.

Schwarze Johannisbeeren enthalten viel Vitamin C und Phenolsäure. Sie schützen die Blutgefäße.

Concord Trauben enthalten viel Polyphenole und Zink und wirken antioxidativ.

Granatäpfel enthalten viel Polyphenole und senken das Herzinfarkt und Schlaganfallrisiko.

Ingwer enthält viel Ginerol 6,8 und 10 und wirkt anti-krebserregend und hemmt Migräne und Muskelschmerzen.

Kakao enthält viel Magnesium und Antioxidantien. Kakao stärkt Knochen und Muskulatur und reduziert Haut- und Zellalterung.

Karotten enthalten viel Beta Carotin und Selen und reinigen deshalb die Zellwände.

Petersilie enthält viel Vitamin C und Eisen und wirkt entwässernd.

Rote Rüben enthalten viel Folsäure und Magnesium. Das baut Fett ab und wirkt entsäuernd.

Brokkoli enthält viel Vitamin C und Magnesium und beugt so Infektionen vor.

Grünkohl enthält viele B-Vitamine, Vitamin E und senkt Cholesterin und Fett.

Weisskohl enthält ebenfalls viele B-Vitamine sowie Kalium und aktiviert den Stoffwechsel.

Tomaten enthalten viel Lykopin, Kalium und Folsäure und stärken die Zellstruktur.

Spinat enthält viele B-Vitamine sowie Provitamin A und wirkt Blutbildend.

www.stefan-elsaesser.de

Knoblauch enthält viel Allin, Allicin und Adenosin. Es hat eine natürliche, antibiotische Wirkung und ist positiv für Blutdruck und Durchblutung
Artischocken enthalten viel Cynarin und Flavonoide und verbessert den Fettstoffwechsel und senkt die Blutfettwerte.

Jeder kennt die berühmten Omega 3 Fettsäuren welche im Fischöl enthalten sind und deren positive Wirkungen auf den gesammten Körper.

Doch es geht noch besser!

Bei Juice Plus ist seit kurzem etwas ganz besonderes der absolute Renner, denn von dem was ich jetzt Aufzähle kannte ich bis Dato nur die erste Zahl!!!
Omega 3,5,6,7,9
https://xn--elssser50207-icb.juiceplus.com/de/de/products/omega-blend
Warum gibt es dann im Handel nur Lachs Omega 3 und nicht alles andere?
Weil Juice Plus diese vielen Omega nicht aus dem Fischöl holen, sondern aus der Nahrung der Fische, den Algen und vielem mehr.

Die Vorteile von **Omega 3,5,6,7,9** für deinen Körper sind vielfältig, die wichtigsten möchte ich hier nennen.
Es fördert die Feuchtigkeit und Spannkraft von Haut und Haaren.
Es fördert den Stoffwechsel und hilft bei der Körperfett

Reduktion. Es trägt zur Erhaltung einer normalen Gehirn-funktion, Sehfunktion, Herzfunktion bei und beugt De-menz vor.

Es reguliert den Cholesterinspiegel und reduziert Ent-zündungen, Gefäßverschlüsse und Thrombosen.

Es stärkt das Immunsystem, fördert die Gefäßerwei-terung und senkt den Blutdruck und reduziert somit Herzinfarkt und Hirnschlag.

Es hilft bei Diabetis den Insulinspiegel auszugleichen und steigert die Proteinsynthese im Körper und sorgt somit für besseren Muskelaufbau.

Sodele, das war es auch schon. Und jetzt die versproch-ene Abkürzung.

Kapitel 7
Deine Abkürzung zum Erfolg

Stelle dich jeden Morgen und Abend vor einen Spiegel und wiederhole die folgenden Affirmationen während du dir tief in die Augen siehst:
„Ich bin wunderschön von innen wie von außen!"
„Ich habe mein Idealgewicht und fühle mich gut!"
„Ich bin vollkommen gesund an Körper, Geist und Seele und es geht mir von Tag zu Tag in jeder Hinsicht immer besser und besser!"
10 mal Morgens und 10 mal Abends mit einer liebevollen aber respekteinflößend starken Stimme für mindestens einen Monat wiederholt führt automatisch dazu, das dein Körper wieder seinen natürlichen Zustand annimmt.

Gott hat euch alle Samenhaltigen Früchte der Baume und der Sträucher und des Feldes zur Nahrung gegeben, und das aus gutem Grund: Der menschliche Körper ist darauf ausgelegt Pflanzliche Nahrung zu verarbeiten. Ich selbst war mein ganzes Leben Fleischfresser bis ich eine Vegan Challange gemacht habe und feststellte, ich fühle mich wesentlich besser als je zuvor in meinem Leben. Warum das so ist, lest ihr in meinem Blog
www.natursocken24.de/natur-pur

Der Mensch ist ein Bewegungstier und eine natürliche Bewegung ist das einzige was nötig ist um in allen Punkten gesund und fit zu bleiben.

Sie brauchen nichts weiter als ihre 2 Beine und die zwei Arme um das zu tun was nötig ist.

Gehen Sie täglich für mindestens 30 Minuten raus und atmen sie bei jedem Schritt tief durch. Wenn Sie joggen achten Sie auf eine tiefe Atmung!

4 Schritte einatmen, 4 Schritte ausatmen. Konzentrieren sie sich zu 100% auf diesen Rhythmus und nicht auf ihre Anfangsgeschwindigkeit, denn die erhöht sich automatisch, ganz ohne ihr bewusstes Eingreifen.

Und machen Sie zuvor zum Aufwärmen die 5 Tibeter:

www.stefan-elsaessser.de/tuning-for-my-body/kundenbereich/

Woche 1:

Montag:
Gehen
Dienstag:
Joggen
Mittwoch:
Gehen
Donnerstag:
Joggen
Freitag:
Gehen
Samstag:
Joggen
Sonntag:
Gehen

Woche 2:

Montag:
Joggen
Dienstag:
Gehen
Mittwoch:
Joggen
Donnerstag:
Gehen
Freitag:
Joggen
Samstag:
Gehen
Sonntag:
Joggen

Lauftagebuch:

Und so geht es:
Trage einfach an jedem deiner Trainingstage die heute gelaufenen Kilometer, den Puls wenn du mit Pulsuhr läufst, dein aktuelles Gewicht und deine Motivation anhand der Smilys ein.

Woche 1

Montag:
KM: Puls: Gewicht: =), =/, =(

Dienstag:
KM: Puls: Gewicht: =), =/, =(

Mittwoch:
KM: Puls: Gewicht: =), =/, =(

Donnerstag:
KM: Puls: Gewicht: =), =/, =(

Freitag:
KM: Puls: Gewicht: =), =/, =(

Samstag:
KM: Puls: Gewicht: =), =/, =(

Sonntag:
KM: Puls: Gewicht: =), =/, =(

Notizen:

Woche 2

Montag:
KM: Puls: Gewicht: =), =/, =(

Dienstag:
KM: Puls: Gewicht: =), =/, =(

Mittwoch:
KM: Puls: Gewicht: =), =/, =(

Donnerstag:
KM: Puls: Gewicht: =), =/, =(

Freitag:
KM: Puls: Gewicht: =), =/, =(

Samstag:
KM: Puls: Gewicht: =), =/, =(

Sonntag:
KM: Puls: Gewicht: =), =/, =(

Notizen:

Woche 3

Montag:
KM: Puls: Gewicht: =), =/, =(

Dienstag:
KM: Puls: Gewicht: =), =/, =(

Mittwoch:
KM: Puls: Gewicht: =), =/, =(

Donnerstag:
KM: Puls: Gewicht: =), =/, =(

Freitag:
KM: Puls: Gewicht: =), =/, =(

Samstag:
KM: Puls: Gewicht: =), =/, =(

Sonntag:
KM: Puls: Gewicht: =), =/, =(

Notizen:

Woche 4

Montag:
KM: Puls: Gewicht: =), =/, =(

Dienstag:
KM: Puls: Gewicht: =), =/, =(

Mittwoch:
KM: Puls: Gewicht: =), =/, =(

Donnerstag:
KM: Puls: Gewicht: =), =/, =(

Freitag:
KM: Puls: Gewicht: =), =/, =(

Samstag:
KM: Puls: Gewicht: =), =/, =(

Sonntag:
KM: Puls: Gewicht: =), =/, =(

Notizen:

Woche 5

Montag:
KM: Puls: Gewicht: =), =/, =(

Dienstag:
KM: Puls: Gewicht: =), =/, =(

Mittwoch:
KM: Puls: Gewicht: =), =/, =(

Donnerstag:
KM: Puls: Gewicht: =), =/, =(

Freitag:
KM: Puls: Gewicht: =), =/, =(

Samstag:
KM: Puls: Gewicht: =), =/, =(

Sonntag:
KM: Puls: Gewicht: =), =/, =(

Notizen:

73

Woche 6

Montag:
KM: Puls: Gewicht: =), =/, =(

Dienstag:
KM: Puls: Gewicht: =), =/, =(

Mittwoch:
KM: Puls: Gewicht: =), =/, =(

Donnerstag:
KM: Puls: Gewicht: =), =/, =(

Freitag:
KM: Puls: Gewicht: =), =/, =(

Samstag:
KM: Puls: Gewicht: =), =/, =(

Sonntag:
KM: Puls: Gewicht: =), =/, =(

Notizen:

Woche 7

Montag:
KM: Puls: Gewicht: =), =/, =(

Dienstag:
KM: Puls: Gewicht: =), =/, =(

Mittwoch:
KM: Puls: Gewicht: =), =/, =(

Donnerstag:
KM: Puls: Gewicht: =), =/, =(

Freitag:
KM: Puls: Gewicht: =), =/, =(

Samstag:
KM: Puls: Gewicht: =), =/, =(

Sonntag:
KM: Puls: Gewicht: =), =/, =(

Notizen:

Woche 8

Montag:
KM: Puls: Gewicht: =), =/, =(

Dienstag:
KM: Puls: Gewicht: =), =/, =(

Mittwoch:
KM: Puls: Gewicht: =), =/, =(

Donnerstag:
KM: Puls: Gewicht: =), =/, =(

Freitag:
KM: Puls: Gewicht: =), =/, =(

Samstag:
KM: Puls: Gewicht: =), =/, =(

Sonntag:
KM: Puls: Gewicht: =), =/, =(

Notizen:

Woche 9

Montag:
KM: Puls: Gewicht: =), =/, =(

Dienstag:
KM: Puls: Gewicht: =), =/, =(

Mittwoch:
KM: Puls: Gewicht: =), =/, =(

Donnerstag:
KM: Puls: Gewicht: =), =/, =(

Freitag:
KM: Puls: Gewicht: =), =/, =(

Samstag:
KM: Puls: Gewicht: =), =/, =(

Sonntag:
KM: Puls: Gewicht: =), =/, =(

Notizen:

Woche 10

Montag:
KM: Puls: Gewicht: =), =/, =(

Dienstag:
KM: Puls: Gewicht: =), =/, =(

Mittwoch:
KM: Puls: Gewicht: =), =/, =(

Donnerstag:
KM: Puls: Gewicht: =), =/, =(

Freitag:
KM: Puls: Gewicht: =), =/, =(

Samstag:
KM: Puls: Gewicht: =), =/, =(

Sonntag:
KM: Puls: Gewicht: =), =/, =(

Notizen:

Woche 11

Montag:
KM: Puls: Gewicht: =), =/, =(

Dienstag:
KM: Puls: Gewicht: =), =/, =(

Mittwoch:
KM: Puls: Gewicht: =), =/, =(

Donnerstag:
KM: Puls: Gewicht: =), =/, =(

Freitag:
KM: Puls: Gewicht: =), =/, =(

Samstag:
KM: Puls: Gewicht: =), =/, =(

Sonntag:
KM: Puls: Gewicht: =), =/, =(

Notizen:

Woche 12

Montag:
KM: Puls: Gewicht: =), =/, =(

Dienstag:
KM: Puls: Gewicht: =), =/, =(

Mittwoch:
KM: Puls: Gewicht: =), =/, =(

Donnerstag:
KM: Puls: Gewicht: =), =/, =(

Freitag:
KM: Puls: Gewicht: =), =/, =(

Samstag:
KM: Puls: Gewicht: =), =/, =(

Sonntag:
KM: Puls: Gewicht: =), =/, =(

Notizen:

Woche 13

Montag:
KM: Puls: Gewicht: =), =/, =(

Dienstag:
KM: Puls: Gewicht: =), =/, =(

Mittwoch:
KM: Puls: Gewicht: =), =/, =(

Donnerstag:
KM: Puls: Gewicht: =), =/, =(

Freitag:
KM: Puls: Gewicht: =), =/, =(

Samstag:
KM: Puls: Gewicht: =), =/, =(

Sonntag:
KM: Puls: Gewicht: =), =/, =(

Notizen:

Woche 14

Montag:
KM: Puls: Gewicht: =), =/, =(

Dienstag:
KM: Puls: Gewicht: =), =/, =(

Mittwoch:
KM: Puls: Gewicht: =), =/, =(

Donnerstag:
KM: Puls: Gewicht: =), =/, =(

Freitag:
KM: Puls: Gewicht: =), =/, =(

Samstag:
KM: Puls: Gewicht: =), =/, =(

Sonntag:
KM: Puls: Gewicht: =), =/, =(

Notizen:

Woche 15

Montag:
KM: Puls: Gewicht: =), =/, =(

Dienstag:
KM: Puls: Gewicht: =), =/, =(

Mittwoch:
KM: Puls: Gewicht: =), =/, =(

Donnerstag:
KM: Puls: Gewicht: =), =/, =(

Freitag:
KM: Puls: Gewicht: =), =/, =(

Samstag:
KM: Puls: Gewicht: =), =/, =(

Sonntag:
KM: Puls: Gewicht: =), =/, =(

Notizen:

Woche 16

Montag:
KM: Puls: Gewicht: =), =/, =(

Dienstag:
KM: Puls: Gewicht: =), =/, =(

Mittwoch:
KM: Puls: Gewicht: =), =/, =(

Donnerstag:
KM: Puls: Gewicht: =), =/, =(

Freitag:
KM: Puls: Gewicht: =), =/, =(

Samstag:
KM: Puls: Gewicht: =), =/, =(

Sonntag:
KM: Puls: Gewicht: =), =/, =(

Notizen:

Herstellung und Verlag:
BoD – Books on Demand, Norderstedt
ISBN: 978-3-7528-9850-7